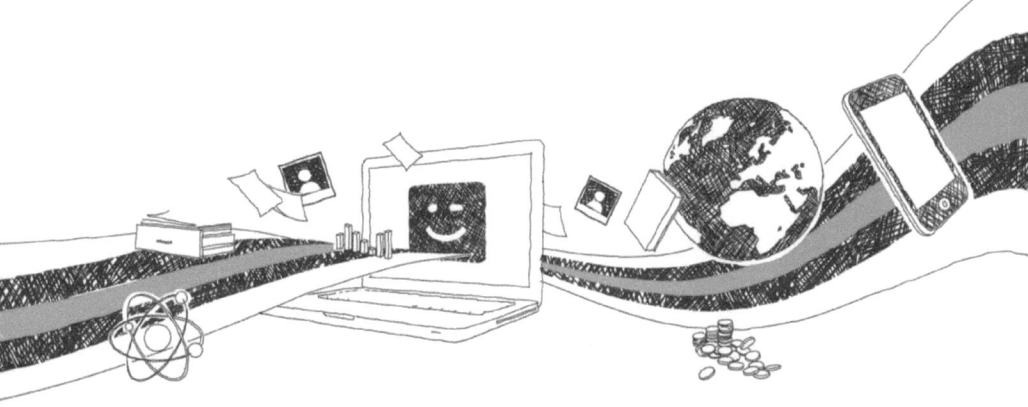
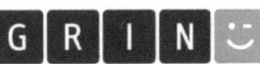

Bibliografische Information der Deutschen Nationalbibliothek:

Die Deutsche Bibliothek verzeichnet diese Publikation in der Deutschen National-bibliografie; detaillierte bibliografische Daten sind im Internet über http://dnb.d-nb.de/ abrufbar.

Dieses Werk sowie alle darin enthaltenen einzelnen Beiträge und Abbildungen sind urheberrechtlich geschützt. Jede Verwertung, die nicht ausdrücklich vom Urheberrechtsschutz zugelassen ist, bedarf der vorherigen Zustimmung des Verla-ges. Das gilt insbesondere für Vervielfältigungen, Bearbeitungen, Übersetzungen, Mikroverfilmungen, Auswertungen durch Datenbanken und für die Einspeicherung und Verarbeitung in elektronische Systeme. Alle Rechte, auch die des auszugsweisen Nachdrucks, der fotomechanischen Wiedergabe (einschließlich Mikrokopie) sowie der Auswertung durch Datenbanken oder ähnliche Einrichtungen, vorbehalten.

Impressum:

Copyright © 2016 GRIN Verlag
Druck und Bindung: Books on Demand GmbH, Norderstedt Germany
ISBN: 9783346102829

Dieses Buch bei GRIN:

https://www.grin.com/document/511769

Sophie Bergmann

Rechtlicher Rahmen im Gesundheitswesen

GRIN Verlag

Einsendeaufgaben

Rechtliche Rahmenbedingungen im Gesundheitswesen

SRH Fernhochschule Riedlingen

Modul: Rechtliche Rahmenbedingungen im Gesundheitswesen
Studiengang: Prävention und Gesundheitspsychologie

von
Sophie Bergmann

Inhaltsverzeichnis

Abbildungsverzeichnis

Aufgabe A1

Beim deutschen Sozialgesetzbuch (SGB) handelt sich um eine Kodifikation des Sozialrechts, somit einer systematischen Zusammenfassung des für einen bestimmten Lebensbereich geltenden Rechts in einem zusammenhängenden Gesetzeswerk. Im Folgenden wird auf die Aufgaben des SGB im Sinne des Programmsatzes des SGB I eingegangen, zusätzlich werden die Rechte und Pflichten, die sich aus dem Sozialrechtsverhältnis ergeben, aufgezeigt.

1. Die Aufgaben des Sozialgesetzbuches (SGB)

Das Sozialgesetzbuch besteht aus zurzeit zwölf Büchern, das SGB I beinhaltet den so genannten allgemeinen Teil und unterteilt sich in vier Abschnitte.

Der erste Abschnitt beginnt mit der Aufgabenbeschreibung für das gesamte SGB. Dieser allgemeine Teil weist zudem auf die sozialen Rechte des Bürgers hin, informiert über dessen Rechte und Pflichten, sowie über gemeinsame Vorschriften für alle Sozialleistungsbereiche.[1]

Der Abschnitt kann als ein Programmsatz verstanden werden, der dementsprechend zwar eine gesetzliche Bestimmung darstellt, jedoch keine unmittelbare Verbindlichkeit beansprucht. Somit gibt die Definition der Aufgaben lediglich die Absichten des Gesetzgebers wieder.

Das Ziel bzw. die Absicht im Sinne eines Programmsatzes ist dementsprechend gemäß § 1 Abs. 1 SGB I die „Verwirklichung sozialer Gerechtigkeit und sozialer Sicherheit". Zusätzlich soll das Recht des SGB gemäß § 1 Abs. 2 SGB I ermöglichen, dass die zur Erfüllung der sozialen Aufgaben erforderlichen sozialen Dienste und Einrichtungen rechtzeitig und ausreichend zur Verfügung stehen.[2] Im Folgenden werden diese ersten beiden Absätze des § 1 SGB I näher erläutert.

Im **§ 1 Abs. 1 SGB I** werden Rechte aufgeführt, die grundgesetzlichen Charakter haben. Unter anderem soll das SGB bspw. dazu beitragen, ein menschenwürdiges Dasein zu sichern, die Familie zu schützen und zu fördern. Auch besondere Belastungen des Lebens sollen (auch durch Hilfe zur Selbsthilfe) abgewendet oder ausgeglichen werden. Hierbei wird die genannte Hilfe zur Selbsthilfe besonders in den Bereichen der Sozialhilfe (siehe SGB XII), sowie bei der Grundsicherung für Arbeitsuchende (siehe SGB II) in den Vordergrund gestellt.[3]

Laut Gesetzgeber dient das Sozialrecht prinzipiell der Verwirklichung sozialer Gerechtigkeit und Sicherheit. In dieser Intention wird das Grundgesetz (GG) widergespiegelt, da soziale Gerechtigkeit gemäß Art. 20 Abs. 1 GG ein Gebot des Sozialstaatsprinzips ist. Wie oben erwähnt handelt es sich bei der Aufgabendarstellung des § 1 Abs. 1 SGB I um Zielvorgaben im Sinne

---

[1] Vgl. Köchling, E./Wassmann, H.: 2013, S. 18
[2] Vgl. Wabnitz, R. J.: 2016, S. 149ff
[3] Vgl. Marburger, H.: 2014, S. 18-19

eines Programmsatzes, die das sehr allgemein gehaltene Sozialstaatsprinzip konkretisieren sollen.

Weitere Bezüge zum Grundgesetz finden sich bei der Aufgabenbeschreibung des Sozialrechts in dem Hinweis auf die Sicherung eines menschenwürdigen Daseins. Diese ist ebenfalls Gegenstand des Grundrechts auf Menschenwürde, welches sich aus Art. 1 Abs. 1 GG ableitet.

Die Aufgaben des Sozialrechts scheinen somit klar benannt, jedoch sind die konkreten Inhalte von „sozialer Gerechtigkeit" und „sozialer Sicherheit" näher zu betrachten und zu definieren. Die beiden Begriffe sind in § 1 Abs. 1 SGB I nicht unabhängig voneinander zu betrachten, sondern treten zueinander in Wechselwirkung. Es handelt sich jeweils um unbestimmte Rechtsbegriffe, d.h. der genaue Inhalt und die genaue Bedeutung stehen nicht eindeutig fest. Sie müssen durch Auslegung interpretiert werden.[4]

Die Vorstellungen über den konkreten Inhalt der *„sozialen Gerechtigkeit"* sind in der staats- und sozialrechtlichen Literatur sehr unterschiedlich, dennoch hat sich in Konsens über den Mindestinhalt herausgebildet. Demnach charakterisiert sich soziale Gerechtigkeit dadurch, dass jedem Menschen die Möglichkeit gegeben wird, eine seinen individuellen Kräften und Fähigkeiten entsprechende soziale Stellung in Staat und Gesellschaft zu erreichen. Zusammenfassend kann man im Rahmen der sozialen Gerechtigkeit auch von Chancengleichheit sprechen. Demzufolge dienen die sozialrechtlichen Vorschriften dazu, diese zu ermöglichen und ebenso zu wahren.

Der Begriff der *„sozialen Sicherheit"* ist ebenfalls umstritten und nicht immer eindeutig. Einigkeit besteht allein darüber, dass er weiter gefasst ist, als der der „Sozialversicherung", jedoch enger zu sehen ist, als der Begriff des „Sozialstaatsprinzips". Zudem kann erst von „sozialer Sicherheit" gesprochen werden, wenn auch die Sicherstellung eines menschenwürdigen Daseins gemäß § 1 Abs. 1 SGB I gewährleistet ist. Die soziale Sicherheit soll jedoch mehr sein, als die Sicherstellung eines menschenwürdigen Existenzminimums. So schließt sie die Möglichkeit eines jeden Einzelnen, sein Leben auf verlässlicher Basis in einer der menschlichen Würde entsprechenden Weise zu gestalten, mit ein. Hierzu zählt ebenfalls die Absicherung gegen die „Wechselfälle des Lebens" durch die entsprechenden sozialversicherungsrechtlichen Teile des SGB.[5]

In **§ 1 Abs. 2 SGB I** wird eine weitere zentrale Aufgabe des SGB genannt. Während § 1 Abs. 1 SGB I nur die Gestaltung von Sozialleistungen anspricht, werden im Folgeabsatz die gleichfalls in den Sozialgesetzbüchern geregelten Vorschriften über deren Erfüllung thematisiert. Diese eigenständig genannte Aufgabe des SGB soll dazu dienen, dass für die Umsetzung der Ziele auch die erforderlichen sozialen Dienste und Einrichtungen rechtzeitig und ausreichend

---

[4] Vgl. Schaumberg, T.: 2016, S. 20f
[5] Vgl. Schaumberg, T.: 2016, S. 20f

zur Verfügung stehen. Dies basiert auf der Tatsache, dass die Erfüllung konkreter sozialrecht-
licher Leistungsansprüche nicht umsetzbar wäre, wenn nicht die entsprechenden Leistungs-
anbieter vorhanden sind. In manchen Bereichen könnte der Staat weder organisatorisch noch
finanziell eigenständig die notwendige soziale Hilfe gewährleisten.[6]

Zusammenfassend besteht die Intention des § 1 SGB I darin, die übergreifenden Aufgaben
und Zielvorstellungen zu benennen, die für alle Sozialleistungsbereiche gelten sollen. Zusätzlich soll verdeutlicht werden, dass das Sozialleistungssystem auch durch die Gewährleistung
sozialer Dienste und Einrichtungen gekennzeichnet ist. Die in § 1 SGB I benannten Ziele und
Beschreibungen der Aufgaben müssen durch die übrigen Bücher des SGB erfüllt werden.
Durch diesen Paragraphen wird eine Verbindung von den verfassungsrechtlichen Bezügen
des Sozialrechts zu seiner konkreten Ausgestaltung im Sozialgesetzbuch hergestellt. Dies ist
notwendig und sinnvoll, da das Grundgesetz auf die Ausformulierung konkreter sozialer
Grundrechte verzichtet hat. Mit § 1 SGB I werden somit die sozialrechtlichen Grundpositionen
des Bürgers und die Leitideen aufgezeigt, die den Vorschriften der einzelnen Sozialleistungsbereiche zugrunde liegen.[7]

Diese sind der folgenden Abbildung 1 als aufeinander aufbauende Aufgaben grafisch dargestellt.[8]

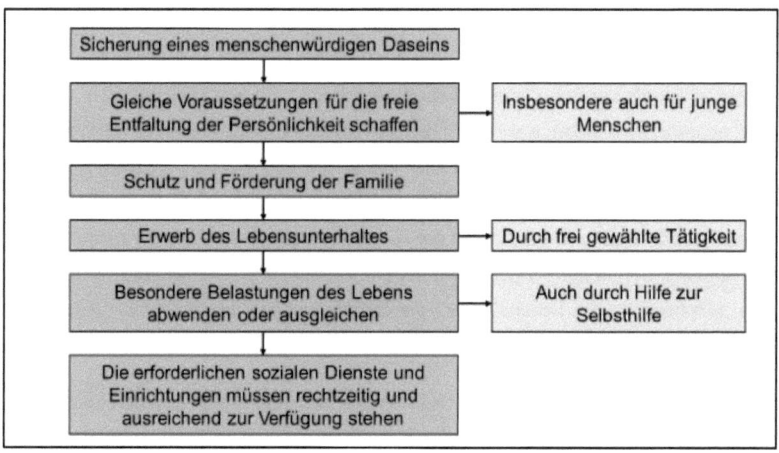

Abbildung 1: Aufgaben des SGB
          (Quelle: Eigene Darstellung in Anlehnung an Marburger, H.: 2014, S. 18)

---

[6] Vgl. Schaumberg, T.: 2016, S. 20f
[7] Vgl. Schaumberg, T.: 2016, S. 20f
[8] Vgl. Marburger, H.: 2014, S. 18

2. Rechte und Pflichten im Sozialrechtsverhältnis

Das **Sozialrecht** dient – wie oben ausführlich erläutert – der Erfüllung des grundgesetzlichen Auftrags im Sinne einer Sicherung des Sozialstaatsprinzips. Es handelt sich um öffentliches Recht und ist demensprechend von einem Über- und Unterordnungsverhältnis charakterisiert. Akteure hierbei sind die öffentliche Verwaltung, die einzelnen Bürger und die Leistungserbringer. Dieses komplexe, öffentlich-rechtliche Dauerschuldverhältnis wird als **Sozialrechtsverhältnis** bezeichnet, auf das im Folgenden näher eingegangen wird.[9]

Der § 1 SGB I fordert eine Gestaltung von Sozialleistungen, die zur Verwirklichung von sozialer Gerechtigkeit und sozialer Sicherheit beitragen. Dies gilt auch für alle Leistungsbereiche, welche noch nicht im SGB eingeordnet sind, so dass auch die in § 68 SGB I genannten Leistungen erfasst sind. Im Folgenden wird nun auf die Pflichten, die sich aus dem Sozialrechtsverhältnis für den Sozialleistungsträger und auf die Obliegenheiten, die sich für den Sozialleistungsempfänger ergeben, eingegangen. Obliegenheiten stehen hier im Schuldverhältnis für Pflichten minderen Grades, die vom Gläubiger nicht eingeklagt werden können und bei deren Verletzung der Schuldner nicht schadensersatzpflichtig ist.

Prinzipiell kann das Verhältnis zwischen Leistungserbringer, Leistungsempfänger und Kostenträger als **Dreiecksverhältnis** verstanden werden. Hierbei begehrt der einzelne Bürger als Rat- und Hilfesuchender die Leistung, der Kostenträger gewährt sie und die soziale Einrichtung bzw. der soziale Dienst erbringt sie. In Abbildung 2 werden diese rechtlichen Beziehungen zwischen dem Sozialleistungsträger (Kostenträger), der sozialen Einrichtung bzw. dem sozialen Dienst (Leistungserbringer) und dem Klienten (Leistungsempfänger) grafisch verdeutlicht.[10]

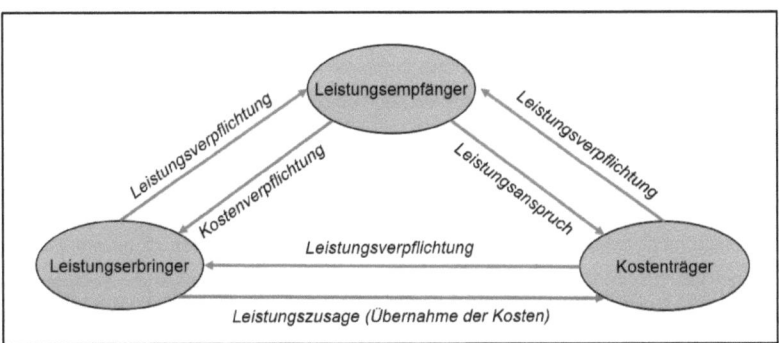

Abbildung 2: Das soziale Dreiecksverhältnis
(Quelle: Eigene Darstellung in Anlehnung an Kolhoff, L.: 2017, S. 6)

---

[9] Vgl. Schaumberg, T.: 2016, S. 20f
[10] Vgl. Kolhoff, L.: 2017, S. 6-7

Zusätzlich zu der oben erwähnten öffentlich-rechtlichen Vertragsbeziehung zwischen Leistungsempfänger, Leistungserbringer und dem Kostenträger handelt es sich hier auch um ein privatrechtliches Verhältnis zwischen dem Rat- und Hilfesuchenden und dem Leistungserbringer (soziale Einrichtung bzw. sozialer Dienst). Es werden Verträge abgeschlossen, die eine Kostenverpflichtung des Leistungsempfängers mit sich bringen. In bestimmten, definierten Fällen kann der Leistungsempfänger einen Anspruch auf Kostenerstattung – basierend auf gesetzlichen Regelungen (z.B. SGB VIII), oder Versicherungsleistungen gegenüber einem Kostenträger geltend machen. Ist dies nicht möglich, dann muss der Leistungsempfänger die Kosten selbst tragen. Der Leistungserbringer hat jedoch gegenüber dem Leistungsempfänger eine Leistungsverpflichtung.

Wenn der Leistungsempfänger bspw. in Form einer Kranken-, Unfall- oder Pflegeversicherung versichert ist oder einen aber einen gesetzlichen Anspruch auf die Kostenübernahme einer bestimmten Leitung hat (SGB VIII, SGB XII, usw.), dann tritt der Kostenträger ein. Der Leistungsempfänger hat gegenüber dem Kostenträger einen festgelegten Leistungsanspruch und der Kostenträger hat dem Leistungsempfänger gegenüber die auf öffentlich-rechtlicher Grundlage beruhende Leistungsverpflichtung. Zu beachten ist hier allerdings, dass nicht die Einrichtung, sondern der Leistungsempfänger anspruchsberechtigt für die Leistung des Kostenträgers ist. Dieser macht gegenüber dem Kostenträger Ansprüche geltend und bekommt entsprechend die Kosten ersetzt.[11]

Die Hauptpflicht des Sozialleistungsträgers hingegen kennzeichnet sich durch eine umfassende Betreuungspflicht. Sie resultiert aus dem Umkehrschluss des Beratungs- und Auskunftsanspruchs des Bürgers nach § 14, 15 SGB I, sowie aus den Vorschriften über die Antragstellung § 16 und § 17 SGB I.[12]

Die Pflichten des Leistungsempfängers umfassen im Gegensatz dazu die Mitwirkungspflicht nach den §§ 60 ff. SGB I. Hier wird die Basis durch die sozialrechtliche Solidarität gebildet, wodurch dem einzelnen Bürger neben Rechten auch Pflichten auferlegt werden. Zu beachten ist allerdings, dass sich diese aus dem Sozialrechtsverhältnis resultierenden Rechte und Pflichten nicht gegenseitig ausschließen, sondern gleichrangig und genauso begründet sind. Hierfür ist auch die Höhe der jeweiligen Solidarleistung ausschlaggebend, denn je größer diese ist, desto mehr wird die Mitwirkung des Bürgers verlangt. Um dies zu gewährleisten, kann es erforderlich sein, dass diese ausschließlich zur Sachverhaltsaufklärung beitragen oder sich entsprechenden Untersuchungen unterziehen müssen. Wenn der Leistungsempfänger dieser Pflicht nicht nachkommt, kann die Leistung gem. § 66 Abs.1 SGB I unter bestimmten Umständen teilweise oder ganz versagt werden.[13]

---

[11] Vgl. Kolhoff, L.: 2017, S. 6-7
[12] Vgl. Marburger, H.: 2014, S. 18
[13] Vgl. Marburger, H.: 2014, S. 18

Aufgabe A2

Das Recht der gesetzlichen Krankenversicherung (GKV) ist im SGB V kodifiziert. Hier wird zwischen dem Leistungsrecht (§§ 11 – 68 SGB V) und dem Leistungserbringungsrecht (§§ 69 – 140h SGB V) unterschieden. Die Leistungsansprüche der Versicherten sind im Leistungsrecht geregelt, während im Leistungserbringungsrecht Vorgaben für die Beziehungen der Krankenkassen zu den Leistungserbringern gemacht werden.[14]

1. Zentrale Grundsätze des Leistungsrechts in der GKV

Das Leistungsrecht bildet die Grundlage des Leistungsanspruchs der Versicherten. Die zentralen Grundsätze des Leistungsrechts sind das **Wirtschaftlichkeitsgebot** und das **Sachleistungsprinzip**. Diese sind im zweiten Abschnitt des SGB V neben Regeln zur Nutzung von GKV-Leistungen, zum Ruhen eines Leistungsanspruches und zu Auslandsleistungen als gemeinsame Vorschriften vorangestellt.[15] Des Weiteren bilden die Solidarität und Eigenverantwortung, (Teil-)Kostenerstattungen, sowie die Verwendung der Versichertenkarte gemeinsame Vorschriften bzw. Grundsätze des Leistungsrechts.

Das **Wirtschaftlichkeitsgebot** (§ 12 SGB V) besagt, dass Leistungen ausreichend, zweckmäßig und wirtschaftlich sein müssen. Das Maß des Notwendigen darf dabei nicht überschritten werden. Bei den genannten Begriffen handelt es sich um unbestimmte Rechtsbegriffe, deren konkrete Umsetzung unter Berücksichtigung des entsprechenden Einzelfalls im Rahmen einer Zweck-Mittel-Relation erfolgt. Hierbei sollte der medizinische Behandlungserfolg unter Einbezug des Behandlungsergebnisses durch einen möglichst geringen Mitteleinsatz erreicht werden. Das Wirtschaftlichkeitsgebot soll somit einerseits den notwendigen Leistungsstandard sicherstellen, sowie auf der anderen Seite Leistungen im Übermaß verhindern.[16]

Mit den so genannten „WANZ-Kriterien" wird im § 12 Abs. 1 SGB V der jeweilige Umfang der Heilbehandlung festgelegt und somit die Gesundheitsleitungen begrenzt.[17] Sie sind in Abbildung 3 grafisch dargestellt.

---

[14] Vgl. Hensen, G./Hensen, P.: 2008, S. 48f
[15] Vgl. Hensen, G./Hensen, P.: 2008, S. 48f
[16] Vgl. Hensen, G./Hensen, P.: 2008, S. 48f
[17] Vgl. Hansen, H.H.: 2010, S. 374f

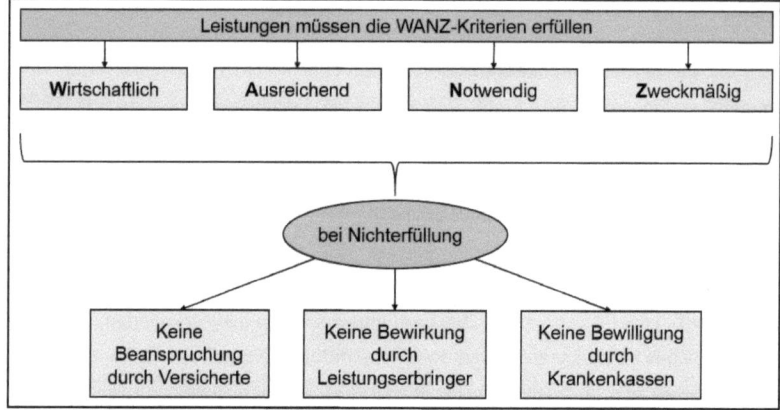

Abbildung 3: Die WANZ-Kriterien laut Wirtschaftlichkeitsgebot
(Quelle: Eigene Darstellung)

Das Wirtschaftlichkeitsgebot ist neben dem Leistungsrecht auch für das Leistungserbringungsrecht von großer Bedeutung. Dies kann man bspw. daran erkennen, dass neben dem explizit ausgeschlossenen Leistungsanspruch der Versicherten auf nicht notwendige oder unwirtschaftliche Leistungen im Gegenzug auch die Leistungserbringer entsprechende Leistungen nicht bewirken bzw. die Krankenkassen nicht bewilligen dürfen. Das Wirtschaftlichkeitsgebot hat zudem auch für die Krankenkassen Bedeutung, dies wird durch die Vorstandshaftung unterstrichen. Gemäß § 12 Abs. 3 SGB V greift dies, falls Vorstandsmitglieder Kenntnis von Leistungen haben, die ohne Rechtsgrundlage oder entgegen geltendem Recht bewilligt werden.[18]

Welche Leistungen dem Wirtschaftlichkeitsgebot entsprechen, wird vom so genannten Gemeinsamen Bundesausschuss festgelegt. Im Alltag ist es Aufgabe des Arztes, für jeden individuellen Behandlungsfall zu entscheiden, ob eine Leistung notwendig, ausreichend, zweckmäßig und wirtschaftlich ist.

Einen weiteren Grundsatz des Leistungsrechts bildet das so genannte **Sachleistungsprinzip** (§§ 2 Abs. 2, 13 Abs. 1 SGB V). Hiernach erhält der Versicherte im Krankheitsfall seitens der Leistungserbringer bestimmte Sachleistungen, ohne dass er spezifisch hierfür Zahlungen leistet. Diese möglichen Leistungen sind im Leistungskatalog der GKV aufgeführt.[19]

---

[18] Vgl. Hensen, G./Hensen, P.: 2008, S. 48f
[19] Vgl. Köchling, E./Wassmann, H.: S. 47

Die Träger der GKV zahlen die entsprechenden Vergütungen für die Sachleistungen direkt an deren Erbringer (bspw. Sanitätshaus) oder die entsprechenden Organisationen. Es findet somit zwischen dem Empfänger (dem Versicherten) und dem Erbringer der Leistung kein direkter Zahlungsvorgang statt.[20] Die Grundstruktur des Sachleistungsprinzips ist in Abbildung 4 dargestellt. Versicherte sind hierbei Mitglieder oder Mitversicherte einer Krankenkasse und zahlen Beiträge. Die Krankenkasse wiederum schließt Verträge mit Leistungserbringern. Diese haben gegenüber der Krankenkasse Anspruch auf Vergütung ihrer Leistung. Versicherte hingegen haben bei den vertraglich an die GKV gebundenen Leistungserbringern Anspruch auf Versorgung (Sachleistung).[21]

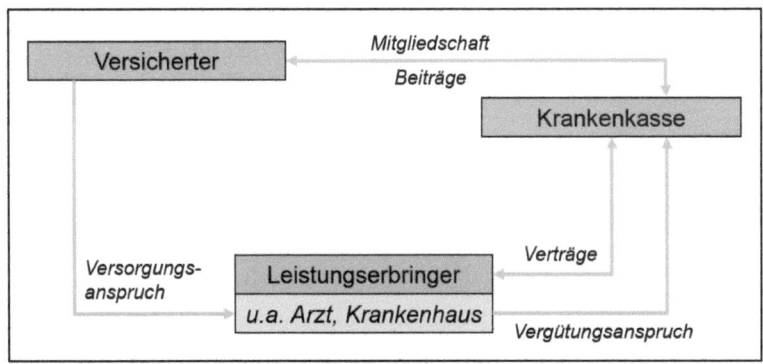

Abbildung 4: Das Sachleistungsprinzip in der gesetzlichen Krankenversicherung
(Quelle: Eigene Darstellung in Anlehnung an Bundeszentrale für politische Bildung. Zugriff am 08.12.2016. Verfügbar unter http://www.bpb.de/cache/images/1/72531-3x2-galerie.jpg?D22CA)

Zusätzlich zu den oben genannten Grundsätzen bildet auch das **Solidarprinzip** eine wichtige Basis für das Leistungsrecht. Es besagt, dass man nach seiner Leistungsfähigkeit Krankenkassenbeiträge zahlt, sie jedoch gemessen an seiner Bedürftigkeit erhält. Dieses Grundprinzip unterscheidet die GKV von privatwirtschaftlichen Versicherungsverhältnissen. Die zu entrichtenden Krankenkassenbeiträge werden nach der Höhe des Einkommens bemessen und nicht nach den erhaltenen Leistungen. Demzufolge bezeichnet man die Versicherten der GKV als eine Solidargemeinschaft. In der Kernfunktion findet sich somit eine Solidarität bspw. zwischen Gesunden und Kranken, Jungen und Alten. Die Schadensfreien beteiligen sich somit an den Kosten der an einem Schadensereignis Betroffenen. Das Schadensrisiko besteht bei einer Krankenversicherung in der Notwendigkeit einer medizinischen Versorgung. Jeder gesetzlich

---

[20] Vgl. Bundeszentrale für politische Bildung (08.12.2016) http://www.bpb.de
[21] Vgl. Bundeszentrale für politische Bildung (08.12.2016) http://www.bpb.de

Versicherte leistet einen einkommensabhängigen Beitrag zur GKV, die Leistungen hingegen werden beitragsunabhängig gewährt. Bezieher höherer Einkommenssteuern auf der Einnahmeseite der Krankenversicherung also mehr bei als Geringverdiener.[22]

Das Solidarprinzip steht in einem Spannungsverhältnis zur Eigenverantwortung. Während § 1 SGB V die Krankenversicherung eindeutig als Solidargemeinschaft beschreibt, steht ebenfalls im SGB geschrieben, dass die Versicherten für ihre Gesundheit mitverantwortlich sind. Besonders in Bezug auf gefährliche Sportarten, Rauchen, sowie gesundheitsschädliches Ess-/Trinkverhalten gibt es Diskussionen. Bspw. wird in § 52 SGB V eine Leistungsbeschränkung bei Selbstverschulden ausgesprochen.

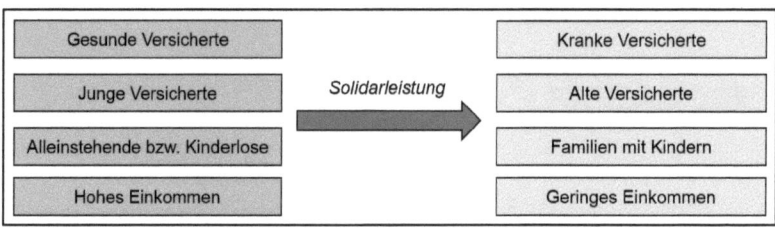

Abbildung 5: Das Solidarprinzip in der GKV
(Quelle: Eigene Darstellung in Anlehnung an Bundeszentrale für politische Bildung. Zugriff am 08.12.2016. Verfügbar unter http://www.bpb.de/politik/innenpolitik/gesundheitspolitik/72358/solidarprinzip?p=all)

Das **Bedarfsdeckungsprinzip** besagt, dass soziale Leistungen nur zur Deckung eines im Einzelfall konkret vorhandenen notwendigen Bedarfs gewährt werden. Alle Versicherten der gesetzlichen Krankenversicherung haben einen Anspruch auf die Gewährung aller medizinisch notwendigen Leistungen. Im Gegenzug dazu ist es die Pflicht der gesetzlichen Krankenkassen, die Versorgung mit den entsprechenden Leistungen für die Versicherten zu gewährleisten.

Der Bedarf im Rahmen des Bedarfsdeckungsprinzips bezieht sich auf Leistungen, die jedem Versicherten nach medizinischen Kriterien zur Vorbeuge, Früherkennung oder Behandlung einer Krankheit zustehen, sofern deren Kosten nicht vom Versicherten durch Selbstbeteiligungen selbst zu tragen sind.

Generell dient die GKV dazu, die einzelnen Bürger gegen die wirtschaftlichen Folgen von Krankheit zu schützen. Dieser Schutz besteht auf der einen Seite im besonderen Bedarf an Dienstleistungen und Sachgütern zur Krankheitsbehandlung, auf der anderen Seite in Hilfe im krankheitsbedingten Einkommensausfall.

Das Leistungsrecht der GKV folgt dabei definierten Grundsätzen, die allerdings zuletzt teilweise durch das GKV-Modernisierungsgesetz (GMG) gelockert worden sind.

---

[22] Vgl. Bundeszentrale für politische Bildung (08.12.2016) http://www.bpb.de

2. „Behandlungsbedürftigkeit" und „Arbeitsunfähigkeit"

Nach der in der GKV geltenden Definition ist Krankheit ein regelwidriger körperlicher, geistiger oder seelischer Zustand, der Behandlungsbedürftig ist und/oder eine Arbeitsunfähigkeit zur Folge hat. Regelwidrig bedeutet in diesem Zusammenhang, dass der aktuelle Zustand vom Leitbild des gesunden Menschen abweicht. Auf Grund der Zusammensetzung des Krankheitsbegriffes aus den Kriterien der Behandlungsbedürftigkeit und/oder Arbeitsunfähigkeit spricht man auch von einer „Zweigliedrigkeit".[23]

Von **Behandlungsbedürftigkeit** wird gesprochen, wenn körperliche und/oder geistige Funktionen des Versicherten so stark beeinträchtigt sind, dass die Wiederherstellung einer ärztlichen Behandlung bedarf. D.h., die Krankheit erlangt erst dann rechtliche Bedeutung, wenn sie ein bestimmtes „krankmachendes" Ausmaß, bzw. einen „Krankheitswert" erreicht. Diese Voraussetzungen für die Behandlungsbedürftigkeit setzt eine Behandlungsfähigkeit voraus, da eine Störung nur dann behandlungsbedürftig ist, wenn sie sich durch medizinische Maßnahmen beeinflussen lässt. Hieraus resultiert, dass zumindest die Möglichkeit bestehen muss, die Behandlungsziele aus § 27 Abs. 1 S 1 SGB V zu erreichen. Diese liegen in dem Erkennen, dem Heilen, dem Verhüten einer Verschlimmerung oder der Linderung von Krankheitsbeschwerden. Die Ursache der Krankheit ist hierbei für das Vorliegen eines Versicherungsfalles nicht relevant, ebenso bildet der Eintritt des Behandlungserfolgs keine zwingende Voraussetzung.[24]

Generell wird durch die Definition der Behandlungsbedürftigkeit der Krankheitsbegriff an den Möglichkeiten und Zielen der Gesellschaft ausgerichtet. Hierdurch werden die persönlichen Belange des einzelnen Versicherungsnehmers mit denen der Solidargemeinschaft in Ausgleich gebracht. Die Begriffe der Behandlungsbedürftigkeit, Notwendigkeit und Erforderlichkeit der Heilbehandlung sind eng miteinander verwandt, sie werden teilweise synonym verwendet. Als ungeschriebenes Merkmal verlangt der sozialrechtliche Krankheitsbegriff einen kausalen Zusammenhang zwischen dem regelwidrigem Körper- oder Geisteszustand und der Behandlungsbedürftigkeit.[25]

Eine **Arbeitsunfähigkeit** liegt dann vor, wenn die betreffende Person (der Versicherte) auf Grund eines regelwidrigen Körper- oder Geisteszustandes nicht oder nur mit dem Risiko der Verschlimmerung seine bisherige Tätigkeit ausüben kann. Im Sozialrecht liegt die Bedeutung des Begriffes der Arbeitsunfähigkeit besonders in der Voraussetzung zur Gewährleistung von

---

[23] Vgl. Hollo, D.F./Gaidzik, P.W.: 2014, S.23ff
[24] Vgl. Hollo, D.F./Gaidzik, P.W.: 2014, S.23ff
[25] Vgl. Zimmermann, C.: 2012, S. 169

Kranken-, Verletzten- und Übergangsgeld und strahlt zusätzlich in zahlreiche andere Rechtsbereiche aus. Der Begriff der Arbeitsunfähigkeit ist im Arbeitsrecht nahezu identisch. Im Falle einer Arbeitsunfähigkeit besteht eine Entgeltfortzahlung durch den Arbeitgeber an den Arbeitnehmer, die in der Regel bis zu sechs Wochen umfasst.

Bei der Arbeitsunfähigkeit handelt es sich um einen Rechtsbegriff, dessen Feststellung im Streitfall den Gerichten obliegt. Ärztliche Atteste hierzu sind regelhaft am dritten Tag der Arbeitsunfähigkeit dem Arbeitgeber vorzulegen, in Einzelfällen auch früher. Generell setzt eine Arbeitsunfähigkeit voraus, dass eine Krankheit vorliegt, der Arzt die aktuelle Tätigkeit beurteilt, eine Hinderung an dieser Tätigkeit (oder einer ähnlichen) aus medizinischen Gründen besteht und ein Kausalzusammenhang zwischen Krankheit und Unfähigkeit zur Tätigkeitsfortsetzung besteht. Arbeitsunfähigkeit setzt die Hinderung an der Durchführung der aktuellen, oder einer ähnlichen Tätigkeit aus medizinischen Gründen voraus. Die Feststellung der Arbeitsunfähigkeit erfolgt in der Regel durch den behandelnden Arzt. Dieses Attest ist Voraussetzung für Entgeltfortzahlung durch den Arbeitgeber. Auf Grund der großen finanziellen und wirtschaftlichen Auswirkungen dieser Atteste für Arbeitgeber und Krankenkassen dürfen sie nicht leichtfertig ausgestellt werden. Auf Grund dessen überprüft der medizinische Dienst bei Vertragsärzten regelmäßig stichprobenartig die Notwendigkeit auf Grundlage von § 275 Abs. 1b SGB V.[26]

Eine Krankheit kann nur dann Ursache der Arbeitsunfähigkeit sein, wenn sie beim Eintritt der Arbeitsunfähigkeit bereits besteht. Hieraus resultiert, dass sich der Krankheitsbegriff im Sinne des § 44 SGB V auf die Prüfung des regelwidrigen Körper-, Geistes- und Seelenzustandes beschränkt, ohne das zwingend eine Behandlungsbedürftigkeit vorliegen muss. Arbeitsunfähigkeit hingegen bedeutet die Hinderung an der Durchführung der bisherigen oder einer ähnlichen Tätigkeit aus medizinischen Gründen.[27]

---

[26] Vgl. Hollo, D.F./Gaidzik, P.W.: 2014, S.27ff
[27] Vgl. Hollo, D.F./Gaidzik, P.W.: 2014, S.23ff

Aufgabe A3

Personenbezogene Daten, die bspw. bei sozialrechtlichen Leistungsträgern zur Erfüllung ihrer gesetzlichen Aufgaben gesammelt und gespeichert werden, unterliegen dem **Sozialdaten-schutz**. Von zentraler Bedeutung ist in diesem Kontext das Bundesdatenschutzgesetz (BDSG), das SGB I und das SGB X.[28]

Das **Sozialgeheimnis** beinhaltet, den Anspruch jedes Einzelnen darauf, dass diese ihn betreffenden Sozialdaten nicht unbefugt erhoben, verarbeitet oder genutzt werden. Somit besteht es aus der Gesamtheit der Informationen, die unter den Sozialdatenschutz fallen.[29]

1. Offenbarung von Sozialgeheimnissen

Sämtliche Bürger haben das Recht darauf, dass Einzelangaben über die eigenen persönlichen und sachlichen Verhältnisse (personenbezogene Daten) von den jeweiligen Leistungsträgern als Sozialgeheimnis gewahrt werden. Dies ist in § 35 SGB I festgehalten. Eine Offenbarung dieser Daten ist nur zulässig, wenn der Bertoffene im Einzelfall eingewilligt hat oder aber eine gesetzliche Offenbarungsbefugnis besteht. Entscheidend hierfür sind §§ 35 Abs. 2 SGB I, 67 bis 77 SGB X. Der Betroffene muss hierzu schriftlich einwilligen, wenn nicht auf Grund bestimmter Umstände eine andere Form notwendig ist. Ggf. sind die Versicherten auf Grund ihrer Mitwirkungspflicht auch dazu verpflichtet.[30]

In Einzelfällen kann es durch gesetzliche Offenbarungsbefugnisse (z.T. mit Einschränkungen) u.a. zu folgenden Ausnahmen kommen:[31]

    a) Im Rahmen der Amtshilfe können Daten an Polizeibehörden, Staatsanwaltschaften, Gerichte und Behörden der Gefahrenabwehr übermittelt werden, wenn kein Grund zur Annahme besteht, dass hierdurch schutzwürdige Interessen des Betroffenen beeinträchtigt werden und wenn das Ersuchen nicht länger als sechs Monate zurückliegt (gem. § 68 SGB X).

    b) Für die Erfüllung der sozialen Aufgaben kann die Übermittlung von Sozialdaten nach dem SGB an in § 35 SGB I genannte Stellen erfolgen, wenn die Daten für ein gerichtliches Verfahren einschließlich eines Strafverfahrens oder die Richtigstellung unwahrer Tatsachenbehauptungen des Betroffenen in Zusammenhang mit einem Verfahren über die Erbringung von Sozialleistungen benötigt werden (gem. § 69 SGB X).

    c) Für die Erfüllung der gesetzlichen Aufgaben bei der Durchführung des Arbeitsschutzes an staatliche Behörden/Bergbehörden ist die Datenübermittlung erlaubt, sofern sie zur

---

[28] Vgl. Wien, A./Franzke, N./Kovalev, C.: 2017, S. 209ff
[29] Vgl. Mülheims, L./Hummel, K./Peters-Lange, S./Toepler, E./Schuhmann, I.: 2015, S. 981
[30] Vgl. Erlenkämper, A./Hollo, D.F.: 2010, S. 285
[31] Vgl. Erlenkämper, A./Hollo, D.F.: 2010, S. 285

Erfüllung von gesetzlichen Aufgaben der für den Arbeitsschutz zuständigen Behörden bei der Durchführung des Arbeitsschutzes erforderlich ist (gem. §70 SGB X).

d) Zur Abwendung geplanter Straftaten im Sinne des § 138 StGB können Daten an zuständige Behörden übermittelt werden, sofern sie erforderlich sind für die Erfüllung der gesetzlichen Mitteilungspflichten (gem. § 71 Abs. 1 Nr. 1 SGB X).

e) Zum Schutz der öffentlichen Gesundheit u.a. nach dem IfSG können Informationen an die zuständigen Behörden übermittelt werden, sofern sie erforderlich ist für die Erfüllung der gesetzlichen Mitteilungspflichten (gem. § 71 Abs. 1 Nr. 2 SGB X).

f) Zur rechtmäßigen Erfüllung der Aufgaben des Verfassungsschutzes usw. sowie des Bundeskriminalamtes können Daten an die zuständigen Behörden weitergeleitet werden, wenn dies im Einzelfall für die rechtmäßige Erfüllung der in der jeweiligen Zuständigkeit der Behörden liegenden Aufgaben erforderlich ist (gem. § 72 SGB X).

g) Auf richterliche Anordnung zur Aufklärung von Verbrechen und Vergehen können Sozialdaten an die zuständigen Behörden übermittelt werden, sofern dies zur Durchführung eines Strafverfahrens wegen eines Verbrechens oder wegen einer sonstigen Straftat von erheblicher Bedeutung ist (gem. § 73 SGB X).

h) Bei Verletzung von Unterhaltspflicht und beim Versorgungsausgleich kann die Übermittlung von Daten an die zuständigen Behörden erfolgen, sofern dies zur Durchführung und zur Geltendmachung gesetzlicher oder vertraglicher Unterhaltsansprüche notwendig ist (gem. §74 SGB X).

i) Für die wissenschaftliche Forschung oder für die Planung können Daten an öffentliche oder nicht-öffentliche Stellen übermittelt werden, sofern dies für ein bestimmtes Vorhaben der wissenschaftlichen Forschung bzw. der Planung erforderlich ist (gem. § 75 SGB X).

2. Umsetzung des Sozialdatenschutzes

Das Thema des Datenschutzes bzw. Sozialdatenschutzes wird aktuell von allen Seiten diskutiert. Bedingt durch die steigende Komplexität der Informationen, der zunehmend elektronischen Speicherung und Übermittlung von Daten, sowie der Einbindung von externen Stellen zur Abrechnung, Laboranalyse und Archivierung kommt es häufig zu Problemen in der Umsetzung. Im Folgenden werden hierzu einzelne Beispiele aufgeführt:

Ein Problemfeld stellt die Übermittlung von Versichertendaten durch die Krankenkasse an Leistungserbringer dar. Konkret kann es sich bspw. um die Lieferung bzw. Zurverfügungstellung von Hilfsmitteln handeln. Generell hat die Krankenkasse gemäß SGB V eine Informationspflicht, laut der sie dem Versicherten den jeweils zuständigen Hilfsmittelerbringer mitteilen muss. Umstritten ist jedoch das übliche Vorgehen, dem betreffenden Leistungserbringer die

Kontaktdaten des Versicherten zu übermitteln. Aus Gründen der Wirtschaftlichkeit dürfen hier die Datenübermittlungsbefugnisse der Krankenkasse nicht erweitert werden. Zwar erlaubt § 69 SGB X auch die Übermittlung von Daten außerhalb des Sozialleistungsbereiches (soweit dadurch die übermittelnde Stelle eine Aufgabe nach dem SGB wahrnimmt), jedoch ist das Erfordernis sorgfältig zu prüfen.[32]

Im Zuge der eingeführten Gesundheitskarte kommt es immer wieder zu Datenschutzrechtlichen Problemen. Nach § 291a Abs. 4 SGB V dürfen die behandelnden Ärzte, Apotheker und im Notfall auch Angehörige von Heilberufen zum Zwecke des Erhebens, Verarbeitens oder Nutzens auf patientenbezogene Daten zugreifen. Gemäß § 291a Abs. 5 SGB V ist das Erheben, Verarbeiten und Nutzen von Daten mittels der Elektronischen Gesundheitskarte jedoch nur in bestimmten Fällen mit dem besonderen Einverständnis der Versicherten möglich. Das Problem besteht für Kliniken, Praxen und Apotheken darin, durch technische Vorkehrungen zu gewährleisten, dass der Zugriff nur in Verbindung mit einem elektronischen Heilberufsausweis und einer qualifizierten elektronischen Signatur erfolgt.[33]

Häufig diskutiert wird bspw. die Zulässigkeit von so genannten Einladungs- oder Erinnerungsverfahren zu Früherkennungsuntersuchungen für Kinder. Hierdurch sollen das Kindeswohl und die Kindesgesundheit gewährleistet werden. Ziel dieser Maßnahme ist es, nicht nur die betreffenden Sorgeberechtigten mit Kindern einzuladen, sondern auch bei Nichterscheinen eine Übermittlung dieser Information seitens der Gesundheitsämter an das Jugendamt durchzuführen.[34] In einzelnen Bundesländern bestehen Gesetze, die diese Datenübermittlungen der Meldebehörden bzgl. einer Teilnahme an den Vorsorgeuntersuchungen sicherstellen sollen, jedoch besteht noch keine Bundesweite Regelung.

Problematisch ist ebenso die Offenbarung sensibler Daten an private Dienstleister zum Zwecke der Unterrichtung über strukturierte Behandlungsprogramme („Disease-Management-Programme, bspw. gem. § 137 Abs. 3 Satz 2 SGB V) ohne vorherige Einwilligung des Betroffenen. Auch die telefonische Kontaktierung von Patienten bzgl. entsprechenden Marketingaktionen, lassen den Bundesbeauftragten für Datenschutz an der Freiwilligkeit zweifeln.[35] Kritisch ist hier ebenfalls die Einräumung der Möglichkeit für private Krankenversicherungen (PKV) zusehen, zwecks Akquise von Kunden für Zusatzversicherungen, bei den Kassen über Sozialdaten der gesetzlich Versicherten zu verfügen.

---

[32] Vgl. Bieresborn, D.: 2010, S. 208
[33] Vgl. Deutsch, E./Spickhoff, A.: 2014, S. 588f
[34] Vgl. Bieresborn, D.: 2010, S. 206
[35] Vgl. Bundesbeauftragte für den Datenschutz und die Informationsfreiheit (08.12.2016)
https://www.bfdi.bund.de/

Einen kritischen Punkt in Bezug auf die Einwilligungsfähigkeit der Übermittlung von personenbezogenen Daten stellt die Behandlung von Notfallpatienten im Krankenhaus dar. Diese unterzeichnen zwar regelmäßig Einverständniserklärungen zur Bearbeitung und Weiterleitung von Daten an eine externe Verrechnungsstelle, jedoch sind diese ggf. mangels Einsichtsfähigkeit bzw. Freiwilligkeit teilweise als unwirksam anzusehen. Letztere setzt die Einsichtsfähigkeit in die Tragweite der Entscheidung voraus und muss vorher abgegeben werden.[36]

Ein vieldiskutiertes Beispiel aus der jüngeren Vergangenheit stellt der Fall um den Germanwings-Co-Piloten Andreas L. dar. Er hatte nach Erkenntnissen der Ermittler 2015 in suizidaler Absicht einen Flugzeugabsturz in Südfrankreich bewusst herbeigeführt. Einige Politiker forderten damals, die ärztliche Schweigepflicht zu lockern, schließlich gibt es Hinweise darauf, dass der Täter psychisch krank war. Ein Arzt muss die zuständigen Behörden informieren, wenn er Kenntnis von einer konkret geplanten besonders schweren Straftat erlangt (gem. 138 StGB). Problematisch sind nun die Fälle, in denen der Arzt es für möglich erachtet, dass sein Patient eine Straftat begeht, aber Hinweise auf eine bereits erfolgte Planung oder Konkretisierung der Tat fehlen. Der Arzt darf nur dann Daten an Dritte übermitteln, wenn ein rechtfertigender Notstand im Sinne des Paragrafen 34 StGB vorliegt.[37]

---

[36] Vgl. Bieresborn, D.: 2010, S. 199ff
[37] Vgl. Pflugmacher, I.: (08.12.2016) www.aerztezeitung.de

Literaturverzeichnis

Bieresborn, D.: Aktuelle Probleme des Sozialdatenschutzes in systematischer Darstellung. In: Zeitschrift für die sozialrechtliche Praxis. Heft 4/2010. S. 193-260.

Bundesbeauftragte für den Datenschutz und die Informationsfreiheit. *Entschließung der 76. Konferenz der Datenschutzbeauftragten des Bundes und der Länder.* Zugriff am 08.12.2016. Verfügbar unter https://www.bfdi.bund.de/SharedDocs/Publikationen/Entschliessungssamm-lung/DSBundLaender/76DSK_Elena.pdf?__blob=publicationFile&v=1

Bundeszentrale für politische Bildung. *Solidarprinzip.* Zugriff am 08.12.2016. Verfügbar unter http://www.bpb.de/politik/innenpolitik/gesundheitspolitik/72358/solidarprinzip?p=all)

Bundeszentrale für politische Bildung. *Sachleistungsprinzip.* Zugriff am 08.12.2016. Verfügbar unter (http://www.bpb.de/politik/innenpolitik/gesundheitspolitik/72530/sachleistungsprin-zip?p=all

Deutsch, E./Spickhoff, A.: Medizinrecht. Arztrecht, Arzneimittelrecht, Medizinprodukterecht und Transfusionsrecht. 7. Auflage. Springer Verlag. Heidelberg. 2014

Erlenkämper, A./Hollo, D.F.: Rechtliche Rahmenbedingungen für die ärztliche Beratung und Begutachtung. Georg Thieme Verlag. Stuttgart. 2010

Hansen, H.H.: Wissenschaft leicht verständlich: Politische Ökonomie – die uns alle angeht. Diplomica Verlag GmbH. Hamburg. 2010

Hensen, G./Hensen, P.: Gesundheitswesen und Sozialstaat. Gesundheitsförderung zwischen Anspruch und Wirklichkeit. VS Verlag für Sozialwissenschaften. Wiesbaden. 2008

Heusel-Weiss, M.: Sozialdatenschutz. In: Sozialrecht aktuell. Heft 1. 2010, S. 8f

Hollo, D.F./Gaidzik, P.W.: Rechtliche Rahmenbedingungen für die ärztliche Beratung und Begutachtung. 2. Auflage. Thieme Verlag. Stuttgart. 2014

Köchling, E./Wassmann, H.: Recht der sozialen Sicherung. 6. Auflage. Studienbrief der SRH Fernhochschule Riedlingen. Riedlingen. 2013

Kolhoff, L.: Finanzierung der Sozialwirtschaft. Eine Einführung. 2. Auflage. Springer Verlag. Wiesbaden. 2017

Marburger, H.: SGB I – Allgemeiner Teil des Sozialgesetzbuches. Textausgabe mit praxisori-entierter Einführung. 4. Auflage. Walhalla u. Praeturia Verlag. Regensburg. 2014

Mülheims, L./Hummel, K./Peters-Lange, S./Toepler, E./Schuhmann, I.: Handbuch Sozialver-sicherungswissenschaft. Springer. Wiesbaden. 2015

Pflugmacher, I.: Wann Ärzte ihre Schweigepflicht brechen müssen (08.12.2016)

http://www.aerztezeitung.de/praxis_wirtschaft/vertragsarztrecht/article/882771/gefahren-quelle-patient-wann-aerzte-ihre-schweigepflicht-brechen-muessen.html

Schaumberg, T.: Sozialrecht. Einführung. Nomos Verlagsgesellschaft. Baden-Baden. 2016

Wabnitz, R. J.: Grundkurs Recht für die soziale Arbeit. 3. Auflage. Ernst Reinhardt Verlag. München. 2016

Wien, A./Franzke, N./Kovalev, C.: Schwerbehindertenrecht in der Praxis. Übersichtliches Grundlagenwissen für Studierende sowie für Arbeitgeber, HR-Verantwortliche und Menschen mit Behinderung. Springer Gabler. Wiesbaden. 2017

Zimmermann, C.: Der gemeinsame Bundesausschuss. Normsetzung durch Richtlinien sowie Integration neuer Untersuchungs- und Behandlungsmethoden in den Leistungskatalog der GKV. Springer Verlag. Berlin Heidelberg. 2012

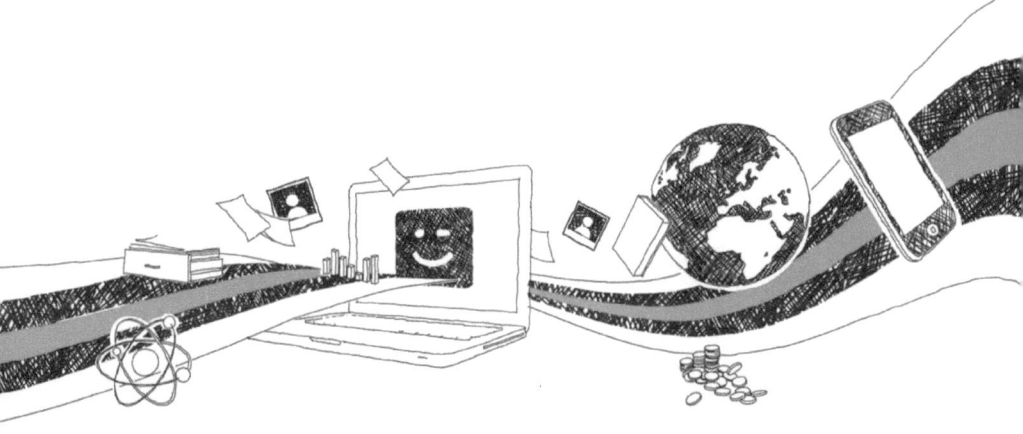
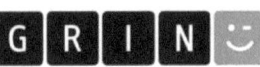